OBSERVATIONS

SUR

LE TÉTANOS TRAUMATIQUE,

PRÉSENTÉES

A L'ACADÉMIE ROYALE DE MÉDECINE,

Par M. ANTOINE RIGOLLOT,

DOCTEUR EN MÉDECINE A SAINT-ÉTIENNE (LOIRE).

———————✳︎————✳︎————✳︎————

St-ETIENNE ,

IMPRIMERIE DE J.-P. BOYER ,

PLACE-ROYALE.

1826.

OBSERVATIONS

SUR

LE TÉTANOS TRAUMATIQUE,

PRÉSENTÉES

A L'ACADÉMIE ROYALE DE MÉDECINE,

Par M. Antoine RIGOLLOT,

DOCTEUR EN MÉDECINE A SAINT-ÉTIENNE (LOIRE).

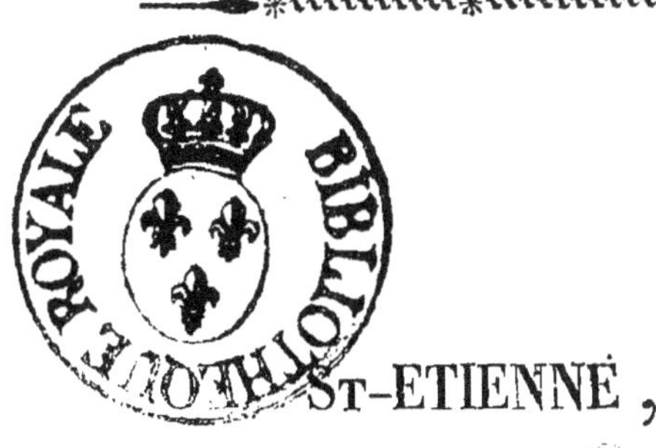

St-ETIENNE ,

IMPRIMERIE DE J.-P. BOYER,

PLACE-ROYALE.

1826.

OBSERVATIONS

SUR

LE TÉTANOS TRAUMATIQUE.

Les diverses définitions qui ont été jusqu'à présent données sur le Tétanos par les meilleurs Auteurs et les plus habiles Praticiens, ne laissant rien à désirer, il serait inutile d'y revenir ; si en présentant une petite masse d'observations recueillies, dans ma pratique, sur cette grave maladie, je ne parlais pas du caractère, des causes, des différences, et surtout du traitement qui lui paraît le plus conforme.

On donne le nom de *Tétanos* à cet état de spasme et de rigidité qui s'empare en totalité ou en partie des organes musculaires, et qui les maintient dans une contraction permanente. Lorsque le corps est porté en avant et courbé dans le même sens, il prend le nom d'*Emprosthotonos* ; il est appelé *Epistotonos* lorsque, par l'excessive tension des muscles du dos et de l'épine, il est porté en arrière. Le célèbre Sauvage lui donne le nom de *Trismus Tonicus*, ou mal de mâchoire, lorsqu'il affecte particulièrement les articulations de cette partie. Cette dernière espèce est très-commune dans les pays chauds : les enfans, dans ces contrées, y sont le plus exposés ; elle en moissonne une très-grande quantité. Les Auteurs parlent d'une autre espèce de Tétanos, qu'ils nomment *Tétanos-Chronique.*

Dans nos contrées, le *Tétanos Traumatique* est le plus fréquent. Les travaux pénibles auxquels se livrent les trois quarts des habitans d'une population industrieuse, les exposent à des accidens aussi graves que multipliés.

Les causes du *Tétanos Traumatique* sont tous les corps ou agens extérieurs qui, en irritant les parties molles, les portent au delà de leur extension et de leur ductilité naturelle. Les plaies d'armes à feu, les fractures compliquées, les fractures avec déchirement des parois articulaires, les brûlures, les percussions violentes, l'attrition des parties, le déchirement des aponévroses qui couvrent les articulations des extrémités, et principalement des extrémités supérieures, l'action stimulante d'un corps étranger sur un ou plusieurs filets nerveux (1), l'amputation d'un

(1) Qu'il me soit permis de citer une observation qui me paraît avoir quelque analogie avec la maladie que je traite : un jeune homme de Saint-Étienne [Badieu fils] avait reçu à l'armée un coup de feu qui, en pénétrant dans la poitrine, avait fracturé une portion des deux côtes sur lesquelles il avait porté. Il fut convenablement soigné. Il se rendit dans ses foyers avec un ulcère fistuleux qui était le résultat de ce coup de feu, et qui était entretenu par quelque portion de côte cariée qui se trouvait dans le sac. Le jeune Badieu, quelque temps après son séjour dans sa famille, prit des accès convulsifs qui étonnèrent ses parens : ces accès étaient fréquens. Je fus appelé pour le voir, et je fus témoin d'une attaque convulsive qui avait l'analogie la plus parfaite avec les accès d'épilepsie caractérisée. Je demandai à ses parens s'il était sujet à ces atteintes; ils me répondirent que jamais leur fils ni eux n'avaient été frappés de cette maladie. Je visitai, après l'accès passé, la plaie du malade ; j'introduisis une sonde dans l'ouverture fistuleuse, et je pénétrai sur une petite portion osseuse que ma sonde faisait un peu mouvoir. Je pro-

membre principal (1). Séranes a vu succéder le Tétanos à l'opération du sarcocèle ; il rapporte qu'un homme fut frappé du Tétanos à la suite d'une piqûre sur le tendon d'achille. Pendant mon séjour à l'école royale vétérinaire de Lyon (j'ai vu quelques chevaux mourir du Tétanos survenu à la suite de la castration).

- L'immersion subite dans l'eau froide est une des causes les plus fréquentes de cette maladie. Dans les dernières inondations de la Loire, un marinier âgé de 24 ans, monté sur un bateau entraîné par la violence des eaux, est précipité dans la rivière par le choc du bateau contre un rocher : six heures après, les accidens tétaniques se manifestent. Je suis appelé dans le même jour ; je prescris les saignées, j'administre l'opium, tous les moyens rationnels sont employés ; la maladie suit une marche rapide, et le lendemain matin le jeune homme n'est plus.

La transition brusque du chaud au froid peut produire le Tétanos. Pendant mon internat à l'Hôtel-Dieu de Lyon, j'ai vu un charpentier occupé aux réparations de l'intérieur du grand dôme de ce vaste établissement, être saisi

posai au malade d'agrandir sa plaie et de le débarrasser de ce petit corps étranger ; ce fut en vain. Je lui demandai quels étaient les symptômes avant-coureurs de ses attaques ; il me dit qu'il sentait d'abord une douleur aiguë et lancinante dans l'ulcère, et que la douleur se propageait jusqu'au creux de l'aisselle, et qu'aussitôt il perdait connaissance. Je jugeai que la fausse épilepsie dont il était atteint, devait être attribuée à l'irritation qu'occasionnait sur quelques filets de nerfs la présence de cette petite esquille, que les mouvemens du corps et de la respiration portaient sur ces mêmes nerfs. Il fut pendant quelque temps en proie à ces attaques. La suppuration usa la petite esquille, et les accidens disparurent. Depuis cette époque, il n'a point eu d'attaque et jouit de la meilleure santé.

(1) Ambroise Paré.

Lind parle de six amputés qui moururent du Tétanos. — Boerhaave parle des extirpations des tumeurs comme causes du Tétanos.

du Tétanos, et mourir trente-six heures après. Il venait de dîner : il s'amuse avec ses camarades dans les cours ; il s'agite, court et provoque, dans ce moment de récréation, une sueur excessive ; il monte tout baigné dans le dôme, s'endort près de deux grands bassins de plomb remplis d'eau en cas d'incendie : son sommeil est d'une heure. Il se réveille ; ses membres se refusent aux mouvemens ; le corps et les extrémités sont roides ; la mâchoire ne peut s'ouvrir ; la voix est rauque et se fait à peine entendre. On le descend dans la salle des blessés ; des secours aussi prompts que bien dirigés sont infructueux : il meurt livré aux douleurs atroces du Tétanos le plus caractérisé.

Un secrétaire d'un général qui commandait la place de Lyon, tenant à la bouche un canif, est distrait par une personne qui entre dans les bureaux ; il veut parler, le canif échappe de sa bouche, tombe de sa pointe sur la région dorsale du pied, et pique l'aponévrose pédieuse. Il ressent de suite une douleur intolérable ; une heure après, le Tétanos paraît ; et, malgré le traitement le plus convenable, il expire le troisième jour après l'accident.

Les signes du Tétanos sont les suivans :

La face présente plusieurs phénomènes ; tantôt elle est pâle, tantôt elle est rouge ; le tempérament du sujet, l'intensité et la cause du mal établissent cette variété. Les yeux sont brillans, tantôt procidens, tantôt enfoncés dans leur cavité. Ils se meuvent, tantôt en tous sens, tantôt ils sont dans une fixité absolue. Hippocrate dit qu'ils se resserrent et qu'ils sont larmoyans. La déglutition, quoiqu'elle ne soit pas complétement interceptée, est plus laborieuse ; les muscles du cou sont tendus, au point de faire des espèces de tumeurs ; les muscles sterno-cleydo-mastoïdiens font la corde ; les muscles crotaphytes se retirent en haut et sur eux-mêmes , et entraînent avec eux l'os de la mâchoire inférieure , qui bientôt se rapproche de la supérieure , au point de ne pas laisser apercevoir la langue ; le *stridor* ou grincement des dents se fait entendre ; le malade éprouve , sur la région épigastrique , au niveau du plexus solaire , un resserrement qui correspond du côté opposé en arrière. Le corps est porté en avant ou en arrière ; les muscles du bas-ventre sont dans le plus grand degré de tension ; toute la cavité abdominale est pour ainsi dire tympanisée ; les excrétions sont suspendues , le pouls n'a point de régularité ; tantôt il est plein , tantôt vif et tantôt petit ; rarement le délire se mêle de la partie : quelques Auteurs le regardent comme le plus terrible de tous les symptômes du Tétanos. Les malades ne dorment pas , ou le sommeil est léger , court et interrompu par des soubresauts nerveux qui semblent arracher le malade de son lit. La voix est tantôt rauque , tantôt forte , tantôt elle paraît éteinte. La respiration devient pénible , et les paroxysmes de la maladie la rendent plus difficile.

Le pronostic que l'on peut porter sur le Tétanos est , en général , très-fâcheux. Rarement les malades résistent à la férocité de ses accidens. J'ai vu , pendant mon séjour à l'Hôtel-Dieu de Lyon , cinq à six malheureux frappés du *Tétanos Vulnéraire.* Aucun d'eux , malgré les secours dirigés par les Grands-Maîtres qui étaient les chefs de cet hospice , ne s'est sauvé.

Les enfans sont moins exposés à périr , quoique plus souvent ils soient atteints de cette maladie. Les jeunes gens qui en sont affectés échappent difficilement à ses

cruels symptômes. Les vieillards y sont rarement exposés ; ils sont bientôt morts , s'ils sont en proie à ses
accidens.

Hippocrate dit : Lorsque les malades passent le quatrième ou le cinquième jour, ils laissent des espérances
de guérison. Huck rapporte que sur treize tétanisés à la
suite de blessures, il eut la plus grande peine pour en
sauver deux. Monro, sur quarante, en a vu périr trente-
neuf. Téden n'en a point vu guérir, avant que l'on con-
nut l'usage de l'opium contre cette maladie.

Le traitement du Tétanos doit, en général, tendre à
militer contre l'état convulsif et la rigidité permanente du
système musculaire. Tous les moyens propres à calmer le
spasme nerveux des organes locaux moteurs, sont ceux
vers lesquels l'homme de l'art doit diriger ses vues. Parmi
tous les moyens vantés et employés par les Auteurs,
l'opium a joué le plus grand rôle.

Le docteur Hom avait eu occasion de voir beaucoup
de tétanisés ; il n'en a vu qu'un guéri par l'usage de ce
moyen. Le camphre, combiné avec l'opium, a produit,
dans certains cas, des effets très-heureux. Le docteur
Trinka l'a employé quelquefois avec succès : quelques
Auteurs ont à se louer de l'emploi du musc dans les
affections tétaniques.

Cullen conseille fortement l'opium, donné par gradation et à haute dose ; il assure qu'il n'agit pas comme
assoupissant dans ces circonstances, et qu'il ne peut produire aucun accident. L'expérience que j'en ai faite moi-
même me fait partager l'opinion de cet auteur. Les fomentations émollientes sur le cou et sur tout le tronc , les
linimens graisseux et hypnotiques sur les mêmes parties,
sont des topiques qu'il ne faut pas négliger. Les peaux

d'animaux fraîchement écorchés, les vessies moitié pleines de liquides émolliens sont d'excellens auxiliaires. Ambroise Paré conseille de plonger les tétanisés dans le fumier de cheval ; deux fois ce moyen lui a réussi. Dans un cas de tic de mâchoire, il a appliqué le fumier de cet animal sur les articulations maxillaires, et le succès répondit à ses vues.

Le mercure a eu sa place dans le traitement du Tétanos : les Auteurs en parlent avec avantage, et citent quelques observations pour l'appuyer. Les bains chauds ont été conseillés et mis en usage dans beaucoup de circonstances : ce moyen, difficile à employer chez les tétanisés, a été regardé par quelques Auteurs comme dangereux. Des malades plongés seulement vingt minutes dans un bain, sont morts quelques instans après en être sortis. Dehaen rapporte qu'un homme qui paraissait avoir été soulagé par le bain, mourut quelques minutes après. Je ne chercherai point à expliquer le mauvais succès d'un moyen qui paraît rationnel dans toutes les affections spasmodiques. Lind conseille l'opium et le camphre appliqués en topique sur la plante des pieds : ce moyen avait, à plusieurs reprises, calmé le spasme, qui revenait aussitôt qu'on en cessait l'emploi. Le même auteur pense qu'il faut couper la partie blessée et panser la plaie suivant les règles de l'art.

Tourtell dit qu'il faut interrompre toute espèce de communication entre la plaie et les parties saines, et qu'il faut couper la partie lésée. Je pense que dans les plaies des articulations avec attrition violente, il faut les affranchir et les régulariser, si l'on veut éviter des accidens graves. Charles ix, à la suite d'une piqûre sur un nerf, fut atteint de mouvemens spasmodiques très-violens. Ambroise Paré allait verser de l'huile bouillante sur la plaie, si les accidens n'avaient cédés à l'application de quelques topiques escarotiques.

Quelques observations que je vais mettre à la suite, prouvent que l'usage de l'opium dans le traitement du Tétanos, peut, par un emploi bien dirigé, conduire à d'heureux résultats.

Ire OBSERVATION.

Guillaume Devun, cultivateur, âgé de 39 à 40 ans, d'un tempérament bilieux éminemment sanguin, n'ayant jamais eu de maladie grave, se fit, en encavant une pièce de vin, une petite plaie contuse avec lésion très-superficielle du tendon fléchisseur du doigt du milieu de la main gauche, qui fut en entier comprimée entre le mur et la pièce de vin ; il en résulta une attrition violente dans toutes les parties adjacentes. Il vint aussitôt après l'accident chez moi pour se faire panser ; j'examinai scrupuleusement la plaie, qui par elle-même, ne présentait rien de fâcheux ; mais sa situation et la lésion du tendon, l'ensemble du sujet, fixèrent mon attention. Un plumasseau de charpie très-molle et imbibée de baume du Commandeur, fut appliqué sur la plaie ; la main fut recouverte par un cataplasme arrosé d'eau de Goulard. Le malade rendu chez lui, je voulus le saigner ; il ne fut pas possible : le lendemain j'insiste sur la saignée ; je ne peux le décider. (Les gens de campagne sont parcimonieux de leur sang.) Le troisième jour, il vint me montrer sa main, que je trouvai très-engorgée, et que je fis recouvrir d'un cataplasme émollient : je prescrivis le régime le plus sévère ; je parlai de la saignée, ce fut en vain. Le cinquième jour, la suppuration commençant à l'inquiéter, il vint se faire panser. Je trouvai la plaie assez belle ; elle fut couverte par un plumasseau de digestif simple ; le doigt assujetti par une petite palette, fut placé dans une situation convenable. Le cataplasme émollient fut continué : jusqu'au douzième jour, le malade vint régulièrement recevoir mes soins. Depuis cette époque, il se fit panser dans son domicile, parce qu'à la vérité la plaie n'exigeait pas le pansement le plus méthodique. Le quatorzième jour, sa femme vint me prier d'aller voir son mari qui se plaignait de douleurs dans tout le corps ; elle me dit qu'il s'était livré à une grande colère, et que quelques instans après, les bras et les jambes étaient devenus roides, et que la tête lui faisait mal. Les craintes que j'avais eues commencèrent, malheureusement pour lui, à être fondées.. Je me rends chez le malade que je trouve alité : le pouls était dur et accéléré ; le ventre était tympanisé ; les extrémités supérieures étaient roides et douloureuses ; la plaie offrait une petite surface rouge et desséchée. Je promenai sur sa circonférence une pierre infernale que je laissai reposer quelques instans ; elle fut de suite recouverte, ainsi que la main et l'avant-bras, d'un cataplasme émollient. Une boisson tempérante fut prescrite ; quelques cuillerées d'un julep calmant furent données dans la journée et dans la nuit. Le quinzième jour au matin, les accidens avaient augmenté ; les mâchoires étaient serrées, le gosier était saisi, les extrémités étaient plus roides, le pouls était plein quoique profond, les yeux étaient fixes, la figure en général était ce qu'on appelle *grippée*. Je trouvai la plaie couverte d'une légère escarre ; je n'aperçus aucun signe d'une dérivation purulente : un peu de sérosité produite par l'action de la pierre infernale, semblait l'humecter. Une potion calmante avec le sirop de diacode et d'althæa me parut convenir. La tisane émulsionnée et le petit-lait firent la boisson du malade, que je voulais encore saigner ; mais en vain. La nuit du 15 au 16 fut très-mauvaise. Le malade n'eut point de sommeil ; l'anxiété fut continuelle. Le lendemain 16, les accidens avaient redoublés ; la bouche ne pouvait presque pas s'ouvrir ; le cou et la tête étaient roides, immobiles ; le ventre était roide et tendu ; des soubresauts tendineux prononcés se faisaient sentir dans toutes les extrémités. Un mélange calmant avec addition de huit grains d'opium fut prescrit ; le malade en prit une cuillerée toutes les demi-heures. Une tisane émulsionnée composa la boisson ; des lavemens émolliens et hypnotiques furent administrés. La plaie fut pansée comme précédemment.

Le 17 les accidens avaient redoublés ; la colonne vertébrale était portée en avant ; la respiration était génée et laborieuse. Le *stridor* des dents était excessif, le pouls était dur et profond : douze grains d'opium furent ajoutés au mélange déjà prescrit. Les fomentations sur le cou et la poitrine, les embrocations avec des huiles assoupissantes furent faites sur le tronc et les extrémités supérieures. Le 18, les accidens étaient à leur dernier degré d'intensité ; dix-huit grains d'opium furent ajoutés, et le malade prit toutes les demi-heures une cuillerée de la potion qui les contenait. Les mâchoires ne pouvant s'ouvrir, la déglutition étant presque impossible, je me servis d'une canule introduite jusque dans l'angle des mâchoires pour faire passer les liquides. Le 19, les accidens étaient les mêmes : vingt-quatre grains d'opium donnés de demi-eure en demi-heure, furent administrés. Des frictions sèches sur la colonne vertébrale et sur toutes les extrémités furent faites dans le courant de la journée. La plaie, qui était toujours sèche, fut pansée avec des émolliens. Du 20 au 24, la maladie suivit la même marche ; le traitement fut le même ; quelques grains de plus d'opium furent donnés : des vésicatoires aux extrémités inférieures me parurent nécessaires. Le 25, un lavement fut administré ; il amena une quantité prodigieuse de matières : le ventre parut ramolli. Le 26, les phénomènes avaient perdu quelque chose de leur intensité. Les mâchoires étaient moins roides, la respiration plus libre, la colonne vertébrale moins arquée ; le pouls était plus sensible au tact et plus souple. Le 27, amélioration sensible dans l'état général. J'éloignai les doses d'opium, les boissons furent toujours les mêmes. La plaie était humide ; le malade avait quelques instans de sommeil. Le 28, changement marqué. La mâchoire s'ouvrait à moitié ; la tête pouvait se mouvoir latéralement ; le corps et les extrémités avaient repris de la souplesse. Du 29 au 35.e jour, sous l'influence du même traitement, le malade fut délivré des accidens tétaniques, et quinze jours après, il était presque complétement rétabli.

II.e OBSERVATION.

Tétanos à la suite d'une Plaie, avec délâbrement par un éclat d'arme à feu.

Barthélemy Fodrin, natif de Villars, près de Saint-Étienne, ouvrier aux mines de houille, âgé de 22 ans, d'un tempérament sanguin très-vigoureux, eut la main gauche emportée à moitié par un éclat de fusil qui lui creva entre les mains. L'extrémité inférieure de l'os du rayon, une partie des os du carpe et du métacarpe, les trois premiers doigts furent brisés et moulus par cet accident. L'artère radiale fut intéressée dans ce désordre ; elle donna peu de sang, parce que de suite la main fut garrottée avec une corde et plongée dans un sachet de son. Ces moyens plus qu'irrationnels arrêtèrent l'hémorragie. Appelé pour voir le malade, je m'y rendis promptement. Je le trouvai très-souffrant ; je desserrai la corde, qui avait déjà torpéfié la main. Je lavai toute la plaie avec une décoction émolliente : l'artère ouverte ne tarda pas à donner. Le sang jaillit avec beaucoup de force. Je ne cherchai point à maîtriser l'hémorragie, que je crus de quelque utilité dans un cas aussi grave et chez un sujet aussi jeune et vigoureux. (Dans les grandes plaies, la perte du sang artériel, et surtout dans les lésions de la tête, diminuent beaucoup les accidens inflammatoires consécutifs.) Le malade tombe en syncope ; j'arrêtai l'hémorragie par un bandage légèrement compressif, que je fis longer sur tout l'avant-bras, sur le trajet du vaisseau béant. L'hémorragie reparaît quelques minutes après ; je fis la ligature de l'artère et je régularisai la plaie autant que possible : le pansement fut fait de la manière la plus molle, et le malade soumis à un traitement convenable.

Le même jour et sur le soir, la fièvre s'étant développée avec beaucoup de vigueur, je fis une large saignée. Les boissons vulnéraires et adoucissantes furent prescrites ; une émulsion simple fut donnée dans la nuit, qui fut on ne peut plus mauvaise.

Le second jour matin je me rends chez le malade ; la fièvre était grande, la figure allumée ; la température du corps était brûlante ; je fis une seconde saignée aussi forte que la première : le traitement interne fut continué. Le même jour, le malade fut transporté dans mon domicile pour y recevoir des soins plus méthodiques et plus assidus. Quelques heures après son arrivée, je lui fis une petite saignée ; huit heures après j'en pratiquai une seconde : une tisane vulnéraire et adoucissante, un lavement émollient tous les jours furent prescrits. L'avant-bras et la main furent continuellement arrosés d'une décoction mucilagineuse ; le malade fut soumis à la diète la plus austère. Les six premiers jours se passèrent sans accident particulier ; la fièvre fut en rapport avec l'énergie de l'individu. Ce ne fut que le septième jour que l'appareil fut complétement levé. La suppuration était belle et abondante ; la plaie fut pansée avec un digestif animé, et toute la main fut enveloppée avec un cataplasme émollient. Le neuvième jour, la plaie fut pansée deux fois ; elle se présenta toujours belle. Le malade commençait à prendre quelques cuillerées d'une crème légère. Du 9 au 14, il ne se passa rien de remarquable ; le malade allait aussi bien qu'on pouvait l'espérer. Le quinzième jour, le malade livré aux soins de sa mère qui était venue le visiter, mangea *une forte soupe de ris* ; dans la même nuit, il éprouva une douleur vive sur l'épigastre. Bientôt elle se communiqua à la nuque, et le lendemain les mâchoires étaient douloureuses ; elles devinrent roides, et la bouche s'ouvrait avec peine. Les accidens que j'avais redoutés jusqu'à ce moment se déclarèrent et s'exaspérèrent à vue d'œil (1). La plaie était sèche et d'un rouge-brun ; les plumasseaux qui la couvraient étaient chargés d'un pus séreux et liquide. Le pansement fut fait avec du styrax

______

(1) Quelques Auteurs pensent que, dans le Tétanos vulnéraire, les accidens surviennent au moment de la cicatrisation de la plaie.

sur lequel j'avais étendu une forte petite couche de pommade épispastique. Un julep avec une once de sirop de diacode fut donné par cuillerées toutes les deux heures pendant la nuit du 18 au 19. Les accidens marchèrent avec une rapidité étonnante, et le 20, le tronc et les extrémités supérieures et inférieures étaient dans une roideur absolue : le pouls était plein, dur et tendu ; la langue ne pouvait plus sortir de la bouche ; la déglutition était pénible, et un hoquet convulsif et précipité se faisait entendre. Je prescrivis un julep renforcé de quinze grains d'opium, et le malade en prit, dans la nuit du 20 au 21, une cuillerée toutes les demi-heures. Cette médication fut nulle contre la marche des accidens, qui prenaient un caractère de gravité à chaque minute. Le 22, le bas-ventre était cordé, la figure plus rouge et plus irritée, les yeux étincelans et déprimés dans leur cavité ; les déjections furent supprimées ; la disnie se manifeste, et la respiration devient entrecoupée. Des soubresauts tendineux paraissaient enlever le malade de son lit : alors la même potion avec addition de vingt-quatre grains d'opium, fut donnée par cuillerées toutes les demi-heures. Du 23 au 25, même marche dans les phénomènes, et même traitement. Dans la nuit du 25 au 26, six grains d'opium de plus furent donnés, et le matin au 27, une sueur des plus abondantes, suivie d'une éruption cutanée, se manifesta. Quelques boissons analogues soutinrent cette crise. Les urines coulèrent en abondance ; le ventre se relâcha, et deux ou trois selles copieuses eurent lieu. Le 28, les extrémités avaient perdu de leur roideur ; la mâchoire, moins roide, permettait à la bouche de s'ouvrir. J'éloignai les doses d'opium, et au trente-deuxième jour, les accidens avaient presque entièrement disparu. Le régime bien observé, le traitement méthodique bien suivi, rendirent en peu de jours ce malade à une franche convalescence.

IIIe OBSERVATION.

Tétanos vulnéraire à la suite d'une Attrition violente sur la région dorsale du pied.

Un jeune homme âgé de 16 ans, éprouve sur la région dorsale du pied une attrition violente par la chute d'un gros bloc de pierre. Quelques jours après, un dépôt considérable se forme sur cette partie ; il est ouvert, et peu de temps après cette opération, le Tétanos le plus caractérisé se développa. L'opium administré, d'abord par gradation, et ensuite à haute dose, un traitement topique analogue, calmèrent en peu de jours les accès tétaniques, et le jeune malade récupéra bien vite la flexibilité de tous ses membres.

IVe OBSERVATION.

Tétanos à la suite d'une Luxation violente de l'extrémité inférieure du Tibia, accompagnée de déchirement et d'issue de la portion articulaire du même os.

Un enfant de 14 ans fit une chute violente ; une luxation des os de la jambe, avec déchirement des parties molles et issue de l'extrémité inférieure du tibia, en fut la suite. Je fus appelé pour lui donner les secours nécessaires. Le tibia fut réduit dans sa cavité articulaire ; un bandage convenable fut appliqué : le jeune malade fut soumis au régime et au traitement que comportait un cas aussi grave. Le neuvième jour il éprouva des douleurs très-aiguës dans le pourtour de l'articulation. Bientôt les mâchoires furent saisies et resserrées ; les accidens marchant avec la plus grande rapidité, le Tétanos le plus caractérisé se développa. L'usage de l'opium donné par gradation et à haute dose, les anti-spasmodiques auxiliaires, le traitement topique dirigé sur toutes les parties frappées de roideur, le régime le plus austère ; tels furent les moyens qui, en peu de jours, triomphèrent des accidens tétaniques.

V.e OBSERVATION.

Trismus maxillaire à la suite d'une plaie sur le niveau de l'arcade surcilière.

Une femme de la banlieue de Saint-Étienne, âgée de 42 ans, se blesse avec un pieu de bois, qui pénètre profondément sur le trajet de l'arcade surcilière, se dirige, de haut en bas, sur la paupière supérieure. Quelques heures après, la douleur la plus vive se fait sentir ; l'inflammation et l'engorgement marchent avec vitesse. Je suis appelé le second jour : la partie blessée était rouge et intumescente ; la figure était *grippée* ; le pouls était petit, concentré ; la malade était enlevée de son lit par des soubresauts aussi brusques que répétés. Le troisième jour, les mâchoires étaient roides et douloureuses ; la bouche fermée et la tête portée en arrière. Le quatrième jour, les accidens présentaient la même intensité ; le *stridor* était continuel. Je fis une large saignée ; je pratiquai une incision sur le trajet du nerf surcilier. Je laissai fluer le sang quelques instans ; un cataplasme émollient fut appliqué sur la partie malade : quinze grains d'opium furent prescrits et donnés dans un véhicule par cuillerées toutes les demi-heures. Le cinquième jour, l'appareil maladif était le même. Un bain entier fut ordonné ; la malade put y rester une grande heure : vingt-quatre grains d'opium, donnés dans la nuit du 5 au 6, assoupirent la marche des phénomènes. Le sixième jour, la malade était dans un abattement général avec une amélioration sensible. La médication fut continuée, et jusqu'au neuvième jour les accidens tétaniques avaient disparu. A l'aide d'un régime sévère et d'un pansement méthodique, la malade fut parfaitement rétablie au vingt-quatrième jour.

Il résulte de toutes les observations précitées, et de toutes celles faites par les Auteurs, que de tous les agens médicateurs capables de dompter les élémens terribles du Tétanos, l'opium est le seul à mettre en usage.

La nature, en fournissant à l'homme des productions utiles, a attribué à quelques-unes d'elles des propriétés spécifiques destinées au traitement des maladies contre lesquelles échouent le savoir et l'intelligence. Pourquoi l'opium, malgré les investigations les plus scrupuleuses, ne renfermerait-il pas ce principe, encore inconnu, qui agit d'une manière directe sur le système sensitif, et qui le soulage sans l'offenser ?

Quelques rapports, quelques simillitudes pathologiques entre le Tétanos et l'Hydrophobie, m'inspirent les réflexions suivantes :

Le docteur Lisfranc se trouvait à Saint-Étienne il y a quelques années, et dans le moment de son séjour, plusieurs personnes mordues par un loup enragé, étaient mortes des suites de leurs morsures. Causant avec ce célèbre Chirurgien sur la nature et le traitement de cette affreuse maladie , il nous parla des injections faites avec l'opium , et témoigna le désir de voir ce moyen mis en pratique un peu plus souvent.

Dans une affection qui fait le désespoir de l'humanité, qui a révolté jusqu'à présent la patience et la sagacité des plus habiles Médecins, ne devrait-on pas s'armer de courage et manier largement les préparations opiacées ? Espérons qu'on arrivera à quelques découvertes heureuses.

En attendant, si les Médecins ne peuvent guérir les effets de cette horrible affection, faisons des vœux pour en voir éloigner les causes, en diminuant la quantité de ces animaux domestiques qui, presque seuls, produisent et entretiennent cette fâcheuse communication.

OBSERVATIONS

SUR

UNE HYDROPHOBIE

A LA SUITE D'UNE FIÈVRE CÉRÉBRALE.

LA nommée Oriol, âgée de 45 ans, ourdisseuse chez MM. Dugas, négocians à Saint-Chamond, d'une constitution sanguine très-spasmodique, fut, au neuvième jour d'une gastrite active, saisie de symptômes cérébraux qui prirent un caractère d'idiopathie bien marquée. Le onzième jour, des signes non équivoques d'hydrophobie se manifestèrent. La malade ne pouvait soutenir la lumière; elle crachait sur toutes les personnes qui l'environnaient; elle voulait mordre et égratigner : le mot seul de *boisson* redoublait les accès convulsifs, qui étaient beaucoup plus violens vers le soir. La bouche sèche, presque toujours béante, laissait apercevoir la langue, qui était rouge et tremblottante. La région du cou était engorgée, la figure allumée et les yeux étincelans. Tous ces phénomènes combattus d'abord avec les saignées locales et révulsives, marchèrent avec la même rapidité jusqu'au dix-septième jour. A cette époque, las de toute médication, je conseillai les préparations de quinquina, qui furent ingérées par force et par adresse. Les doses en furent très-rapprochées ; les révulsifs actifs aux extrémités inférieures ne furent point négligés ; et le vingtième jour, les accidens hydrophobiques avaient disparu. La gastrite ne tarda pas à céder aux moyens thérapeutiques capables de la dompter ; et au trentième jour, la malade fut entièrement rétablie, et jouit depuis d'une santé parfaite.